Aadil Omer
Maria Arif

Efeitos do tratamento fisioterapêutico imediato na pós microdiscectomia

Aadil Omer
Maria Arif

Efeitos do tratamento fisioterapêutico imediato na pós microdiscectomia

Imprint
Any brand names and product names mentioned in this book are subject to trademark, brand or patent protection and are trademarks or registered trademarks of their respective holders. The use of brand names, product names, common names, trade names, product descriptions etc. even without a particular marking in this work is in no way to be construed to mean that such names may be regarded as unrestricted in respect of trademark and brand protection legislation and could thus be used by anyone.

Cover image: www.ingimage.com

This book is a translation from the original published under ISBN 978-620-2-05795-0.

Publisher:
Sciencia Scripts
is a trademark of
Dodo Books Indian Ocean Ltd. and OmniScriptum S.R.L publishing group

120 High Road, East Finchley, London, N2 9ED, United Kingdom
Str. Armeneasca 28/1, office 1, Chisinau MD-2012, Republic of Moldova, Europe
Printed at: see last page
ISBN: 978-620-7-85452-3

ÍNDICE

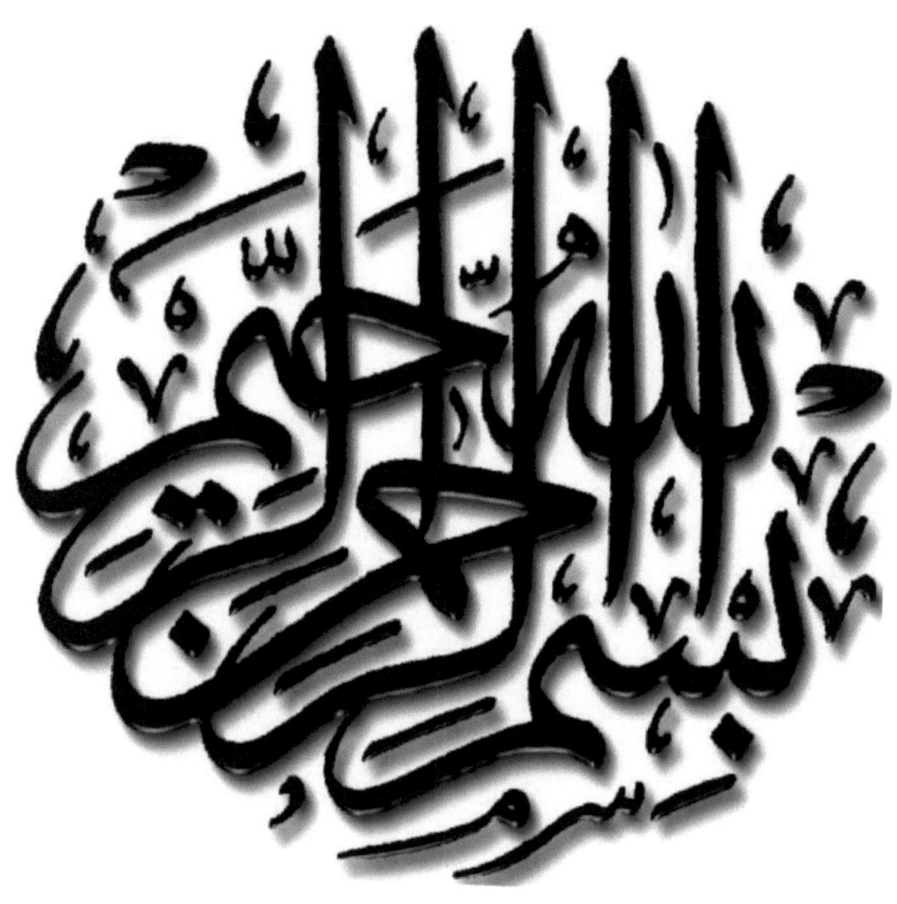

Em nome de Deus, o Clemente, o Misericordioso

DEDICADO A

Os meus pais e a minha mulher

Pelo seu apoio e encorajamento contínuos

Agradecimentos

Sou de facto humilde e grato a ALLAH, que me concedeu a sua bondade e facilitou o meu trabalho. Este esforço académico do intelecto aumentou a minha fé, pois deu-me a sensação de que o meu conhecimento foi aumentado.

RESUMO

ANTECEDENTES

Existem vários tipos de literatura disponíveis sobre a reabilitação após microdiscectomia lombar, mas há pouca referência à intervenção fisioterapêutica precoce. O objetivo do presente estudo é explorar os efeitos da intervenção fisioterapêutica imediata em comparação com a intervenção fisioterapêutica padrão em doentes pós microdiscectomia lombar.

OBJECTIVO

O objetivo da investigação é determinar se a intervenção imediata da fisioterapia permite que o doente se torne funcionalmente móvel de forma mais independente após a microdiscectomia lombar.

METODOLOGIA

Foi realizado um ensaio aleatório, simples-cego e de controlo em 30 doentes pós-discectomia, recrutados no Departamento de Internamento de Neurocirurgia do Shifa International Hospital. A amostra foi distribuída aleatoriamente pelos grupos de intervenção e de controlo. O grupo de intervenção foi obrigado a fazer exercícios e mobilização após 6 horas de pós-operatório, e o grupo de controlo foi obrigado a fazer exercícios e mobilização no primeiro dia de pós-operatório. Os resultados funcionais de ambos os grupos foram avaliados pelo Índice de Incapacidade de Oswestry no pós-operatório. Os dados foram analisados através do SPSS versão 20.

RESULTADOS

Foram incluídos neste estudo 30 doentes pós-microdiscectomia, distribuídos aleatoriamente por dois grupos. A escala de incapacidade de oswestry variou entre 14 e 74%. A média ± DP da escala de incapacidade de oswestry do grupo de mobilização imediata foi de 28,40 ± 5,99, enquanto a média ± DP da escala de incapacidade de oswestry do grupo de mobilização padrão foi de 42,80 ± 14,20. A diferença foi estatisticamente significativa; o *valor de* ^ foi de 0,001

CONCLUSÃO

Conclui-se que a intervenção fisioterapêutica imediata após a microdiscectomia lombar permite que os doentes se tornem funcionalmente móveis de forma mais independente e regressem mais cedo ao

trabalho.

Palavras-chave:

Discectomia lombar, intervenção fisioterapêutica imediata

CAPÍTULO 1

INTRODUÇÃO

Nesta investigação iremos relacionar a eficácia da intervenção fisioterapêutica imediata com a intervenção fisioterapêutica padrão em doentes pós microdiscectomia lombar.

A coluna vertebral humana é composta por trinta e três ossos individuais que estão empilhados uns sobre os outros. Estes ossos individuais são chamados vértebras. As vértebras estão ligadas entre si por músculos e ligamentos, que também as mantêm alinhadas. O principal suporte do corpo é fornecido pela coluna vertebral, permitindo que o ser humano realize actividades como ficar de pé, dobrar-se e torcer-se.

http://www.scoliosisnutty.com/images/human-spine.jpg

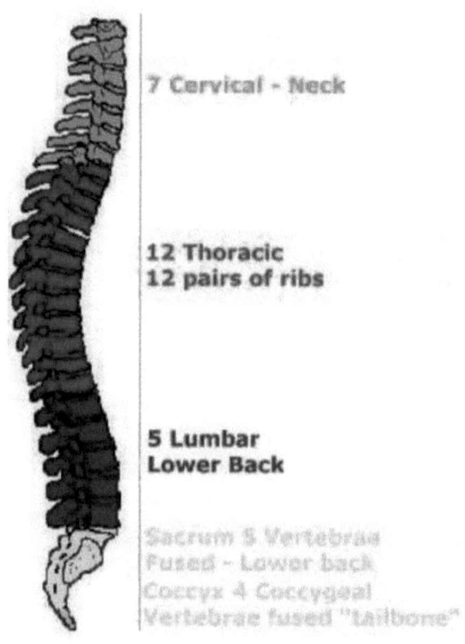

VERTEBRAE

As vértebras estão numeradas e divididas em regiões. Cada vértebra tem características únicas consoante a região. Cada vértebra tem três partes relativamente à sua função, incluindo um corpo em forma de tambor, concebido para tolerar o peso e resistir a forças de compressão, processos em forma de estrela, concebidos como estabilizadores para a fixação dos músculos e um osso em forma de arco que protege a medula espinal. Estas regiões são: cervical, torácica, lombar, sacro e cóccix. As vértebras cervicais, torácicas e lombares são móveis, enquanto as vértebras do sacro e do cóccix são fundidas.

A coluna cervical suporta o peso da cabeça. As sete vértebras cervicais são numeradas de C1 a C7. As duas primeiras vértebras especializadas ligam-se ao crânio, pelo que o pescoço tem a maior amplitude de movimento. A primeira vértebra (C1) é designada por atlas e tem a forma de um anel, ligando-se diretamente ao crânio. A segunda vértebra (C2) é designada por eixo, que tem a forma de um pino. O atlas gira em torno da projeção do eixo, esta projeção é conhecida como odontoide.

As vértebras torácicas protegem os pulmões e o coração e sustentam a caixa torácica. Existem doze vértebras na região torácica, que são representadas de T1 a T12. A coluna vertebral torácica tem uma amplitude de movimento muito limitada.

As vértebras lombares ajudam a suportar o peso do corpo. Existem cinco vértebras na região lombar, que vão de L1 a L5. Estas vértebras têm de suportar a pressão de segurar e levantar objectos pesados, pelo que são maiores em comparação com as vértebras torácicas.

As vértebras sacrais servem de ligação entre a coluna vertebral e os ossos da anca. As vértebras sacrais são em número de cinco e estão unidas entre si. Juntamente com os ossos ilíacos, formam um anel chamado cintura pélvica.

As vértebras do cóccix são compostas por quatro ossos fundidos, que servem de fixação para os ligamentos e músculos do pavimento pélvico.

CURVA E ALINHAMENTO DA COLUNA VERTEBRAL

A coluna vertebral de um adulto assemelha-se a uma curva em forma de S quando vista de um lado do corpo. Uma ligeira curva côncava pode ser observada nas regiões cervical e lombar, enquanto uma curva convexa pode ser vista nas regiões torácica e sacral. A manutenção do equilíbrio, a absorção de choques e a amplitude de movimentos são permitidas por estas curvas, que actuam como uma mola em toda a coluna vertebral. As curvas naturais da coluna vertebral são mantidas pelos músculos e por uma postura correcta. Uma postura correcta treina o corpo para estar de pé, andar, sentar-se e deitar-se, de modo a que a coluna vertebral seja sujeita a uma tensão mínima durante qualquer atividade ou movimento de suporte de peso. O alinhamento da coluna vertebral pode ser perturbado por excesso de peso corporal, músculos fracos ou forças externas. Os alinhamentos anómalos podem ser a inclinação das costas, a corcunda ou a escoliose.

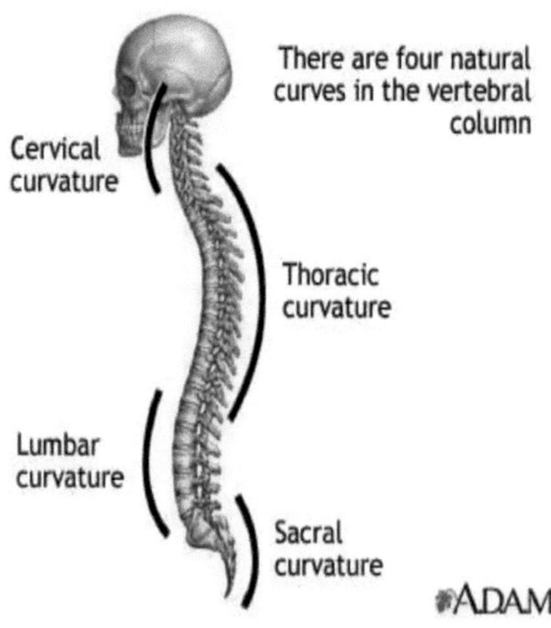

DISCO INTERVERTEBRAL

Existe uma estrutura semelhante a uma "almofada" entre cada corpo vertebral, conhecida como disco intervertebral. O choque e o stress do corpo são absorvidos pelo disco intervertebral, o que ocorre durante as actividades de suporte de peso e evita que as vértebras se esmaguem umas contra as outras. Os discos intervertebrais são as estruturas do corpo humano que não dispõem de um fornecimento vascular. Os nutrientes são absorvidos por osmose pelo disco intervertebral.

Partes do disco intervertebral

Cada disco tem duas partes:

i. Fibrose do anel

Existe uma estrutura exterior semelhante a um pneu, designada por anel fibroso. Esta estrutura rodeia um centro semelhante a um gel. O anel fibroso é composto por camadas de fibras elásticas de colagénio e água. Estas fibras são análogas à construção de um pneu radial, estando orientadas em diferentes ângulos horizontais. A resistência do colagénio é proporcionada por fortes feixes fibrosos de proteínas que estão ligados entre si. A estabilidade rotacional da coluna vertebral e a resistência ao stress compressivo são aumentadas pela fibrose do anel.

ii. Núcleo pulposo

A substância elástica semelhante a um gel entre as porções centrais de cada disco intervertebral é denominada núcleo pulposo. O núcleo pulposo é também composto por fibras de colagénio, água e proteoglicanos, tal como o anel fibroso. Estas substâncias estão presentes em proporções especiais no núcleo pulposo, por exemplo, o núcleo contém mais água do que o anel. Tanto o anel fibroso como o núcleo pulposo ajudam a transmitir a compressão e a suportar o peso de uma vértebra para outra.

Placa terminal

A placa terminal é outro componente do disco intervertebral. É composta por uma fina camada de tecido cartilagíneo. Está presente entre o disco e o corpo vertebral.

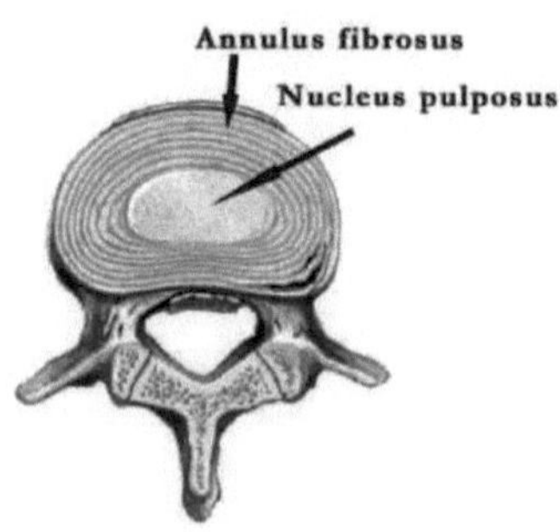

http://www.porcpotlas.hU/images/content/15/3.jpg

VÉRTEBRAS LOMBARES

As vértebras lombares são muito importantes, uma vez que toleram uma grande parte do peso total do corpo. O corpo da quinta vértebra lombar (L5) tem a forma de uma cunha e está ligado ao sacro, de modo que a coluna lombar e a pélvis estão sempre em relação uma com a outra. Na superfície anterior do sacro, os bordos superior e inferior dos corpos vertebrais lombares estão em contacto como cristas transversais.

Forças na coluna lombar

A flexão, a extensão, a rotação e a flexão lateral são os quatro movimentos principais da coluna lombar e do sacro.

As forças que actuam sobre a coluna lombar e o sacro são descritas a seguir:

i.   força de compressão,

A força de compressão actua para comprimir ou achatar um material, como o disco intervertebral neste caso.

ii.   força de tração,

A capacidade do disco intervertebral de se opor a forças que actuam no sentido de o esticar ou de o separar é designada por força de tração.

iii.   força de cisalhamento,

A força de cisalhamento actua paralelamente ao disco intervertebral. A gravidade que actua sobre o corpo actua mais frequentemente como força de cisalhamento.

iv.   momento de torção.

A soma algébrica dos pares ou dos momentos das forças externas em torno do eixo de torção ou de ambos num corpo em torção é conhecida como momento de torção.

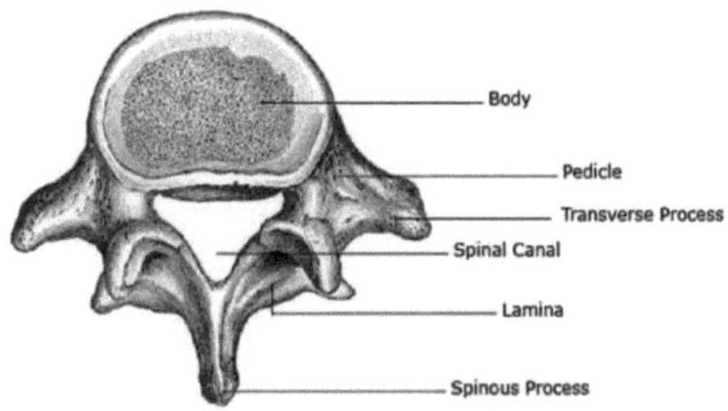

http://www.aokainc.com/ quinta-vertebra-lombar/

MOVIMENTOS

O peso corporal, a massa, a deslocação e a tensão também têm muita influência na coluna vertebral e no sacro. Os movimentos são permitidos por uma coluna de corpos vertebrais e respectivos discos. Os corpos vertebrais e os seus discos resistem à compressão, ao peso do corpo e às forças do tórax e do membro superior. À medida que cada disco vertebral se comprime anteriormente, é resistido pelo desenvolvimento de pressão na componente posterior do anel fibroso, o que permite a flexão para a frente (ou seja, o movimento de flexão). As acções dos elementos contra-laterais em sentido oposto, devido às quais é possível a flexão para trás (ou seja, o movimento de extensão) e a flexão lateral.

BIOMECÂNICA

Um disco normal de madeira absorve alguma tensão quando é sujeito a uma força de compressão. O núcleo de um disco degenerado não suportará alguma tensão e transmitirá a tensão restante à placa terminal e ao anel, sob a mesma carga de compressão: em vez disso, o aumento da carga é transferido para o anel. Nestas condições, as fibras do anel externo aceitam uma grande tensão de tração sem que as fibras tenham mecanismo para absorver a tensão ou o núcleo hidrostático para distribuir radialmente as forças actuantes. Como resultado, as fibras interiores aceitam uma grande tensão de compressão, com as respectivas consequências.

Doença da coluna lombar

As doenças mais comuns da coluna lombar e do sacro são a degeneração discal e a compressão do nervo/ciática, juntamente com a hérnia discal.

i. Degenerescência discal

A degenerescência discal é um síndroma em que um disco doloroso pode causar dores lombares. Geralmente, uma lesão no espaço discal dá início a esta doença. Durante esta condição, o disco enfraquece e cria um movimento excessivo, devido à incapacidade de manter juntas as vértebras acima e abaixo do disco. Os sintomas de dor lombar são normalmente produzidos por movimentos excessivos combinados com uma resposta inflamatória que irrita a área local. O disco lombar não tem um fornecimento de sangue, pelo que não se pode curar a si próprio. Assim, os sinais dolorosos da doença degenerativa discal podem tornar-se crónicos e causar outras complicações, como a compressão da raiz nervosa e a hérnia discal.

ii. Compressão da raiz nervosa/ciática

Quando uma hérnia discal ou uma rutura do disco pressiona o nervo ciático, a condição é chamada de ciática. O nervo ciático desce pela coluna vertebral e sai na pélvis, levando as fibras nervosas para a perna. A compressão do nervo ciático produz uma dor lombar semelhante a um choque ou a um ardor, associada a dor ao longo das nádegas e que desce para uma perna abaixo do joelho, atingindo ocasionalmente o pé da mesma perna. Quando o nervo é comprimido entre o disco e o osso adjacente, como acontece nos casos mais intensos, os sintomas não envolvem dor, mas sim dormência e alguma perda de controlo dos movimentos da perna devido à interrupção da sinalização nervosa. Tumor, cisto, doença metastática ou degeneração da raiz do nervo ciático também podem causar a condição.

iii. Hérnia discal

A hérnia discal é uma condição em que o anel fibroso externo (anel fibroso) permite que a parte central e macia (núcleo pulposo) de um disco intervertebral se projete para fora dos anéis externos danificados. A hérnia discal pode ser causada por degenerescência do anel fibroso relacionada com a idade, por traumatismo ou por lesões provocadas por elevação. A rutura do anel discal pode resultar na libertação de mediadores químicos inflamatórios.

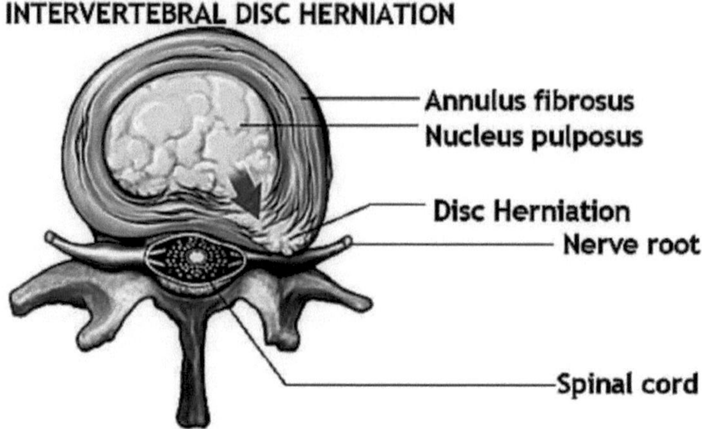

http://spine-healthcare.com/admin/files/20100209114032.jpg

CAUSA

A hérnia discal resulta de um desgaste geral, por exemplo, ao realizar um trabalho que exige estar constantemente sentado, agachado, levantado ou inclinado para apanhar um objeto do chão. A hérnia do conteúdo do disco no canal espinal ocorre frequentemente quando a parte anterior do disco é comprimida quando se está sentado ou inclinado para a frente, e o núcleo pulposo é pressionado contra a membrana anular fibrosa, fortemente esticada e fina, na parte posterior do disco. O conteúdo gelatinoso do disco desloca-se então para o canal espinal, exercendo pressão sobre os nervos espinais, o que provoca dor intensa e outros sintomas.

LOCALIZAÇÃO

A hérnia discal lombar ocorre na região lombar e é mais comum entre o quarto e o quinto corpos vertebrais lombares ou entre o quinto corpo lombar e o sacro.

TRATAMENTO

A quantidade recomendada/óptima de tratamento não cirúrgico é específica para cada doente. Um período de tratamento mais longo é prático para os doentes que não sofrem de dores fortes e que funcionam bem. A cirurgia para descomprimir o nervo é uma opção razoável, se o doente não melhorar com o tratamento não operatório da hérnia discal lombar.

Tratamento não cirúrgico

Os métodos não cirúrgicos de tratamento são tentados em primeiro lugar, deixando a cirurgia como última opção. Os métodos não cirúrgicos de tratamento da hérnia discal lombar consistem geralmente em

a) Anti-inflamatórios não esteróides

b) Esteróides orais (por exemplo, prednisona ou metilprednisolon.

c) A injeção de cortisona na coluna vertebral, conhecida como "injeção epidural de esteróides".

d) Outra abordagem de tratamento é a reabilitação, que inclui

- Utilização de modalidades (por exemplo, TENS, corrente interferencial, ultra-sons terapêuticos)

- Educação dos doentes sobre a mecânica corporal correcta,

- Terapia de calor para aliviar a dor,

- Educação dos doentes para o controlo do peso

- Utilização de cintos de apoio lombossacral.

- Manipulação da coluna vertebral

Tratamento cirúrgico

Quando o doente não obtém benefícios com a abordagem não cirúrgica, é necessária uma intervenção cirúrgica.

A cirurgia é considerada se:

- O doente tem dormência, dores muito fortes nas pernas ou fraqueza que o impede de realizar as actividades da vida diária.

- Não há melhoria dos sintomas nas pernas do doente após pelo menos 4-6 semanas de tratamento conservador (não cirúrgico).

- O doente é examinado fisicamente e verifica-se que o doente tem perda de movimento, fraqueza ou sensação anormal que melhorará após a discectomia.

A cirurgia de emergência está a ser considerada se o doente tiver síndrome da cauda equina.

Estes sinais da síndrome da cauda equina são:

- Problema recente com a função da bexiga ou do intestino.

- Dor, dormência ou fraqueza numa ou em ambas as pernas.

- Perda ou alteração grave das sensações nas pernas, nádegas, parte interna das coxas, parte posterior das pernas ou pés.

MICRODISCECTOMIA LOMBAR

O primeiro procedimento cirúrgico para remover a hérnia discal lombar foi descrito por MIxter e Barr em 1934 através de uma laminectomia e duratomia, com desenvolvimento posterior por Semmes, que descreveu a hemilaminectomia e a retração do saco dural para abordar a hérnia discal. Este procedimento tornou-se famoso como a "técnica clássica de discectomia".[3]

Durante a segunda metade do século XIX, foram desenvolvidas mais técnicas para remover a hérnia discal com o mínimo de invasão. A utilização de um microscópio para a excisão da hérnia discal (microdiscectomia) foi realizada pela primeira vez por Yasargil em 1977, que era o procedimento cirúrgico padrão para remover a hérnia discal nessa altura. Em 1993, Mayer e Brock e, mais tarde, em 1997, Smith e Foley explicaram as técnicas de discectomia endoscópica. Estas técnicas são muito minimamente invasivas, demonstrando uma diminuição da manipulação dos tecidos moles, da perda de sangue, do tempo operatório e do internamento hospitalar, permitindo assim uma recuperação precoce do doente.

A microdiscectomia é um procedimento de tratamento padrão. É utilizado um microscópio cirúrgico para efetuar este procedimento. É feita uma incisão (com duas polegadas de comprimento) na zona lombar diretamente sobre o disco que está a causar o problema. A pele e os tecidos moles são separados para se ter uma melhor visão dos ossos ao longo da parte posterior da coluna vertebral. É também efectuada uma radiografia da coluna lombar para garantir que se trata do disco correto.

Para separar os ossos da lâmina acima e abaixo do disco, é utilizado um retractor. De seguida, para expor os nervos espinais, é feita uma pequena fenda no ligamento amarelo. É colocado um gancho especial por baixo da raiz do nervo espinal, que é utilizado para levantar a raiz do nervo espinal, de modo a que o disco lesionado seja facilmente visível.

No passo seguinte, o anel fibroso do disco é cortado. O material que está presente no interior do disco é retirado para garantir que o disco não volta a herniar. Neste passo, apenas a parte lesionada é removida, de modo a que o disco fique intacto e funcional. De seguida, o cirurgião remove quaisquer fragmentos de disco soltos presentes na área em redor da raiz nervosa. Por fim, a raiz nervosa é cuidadosamente agitada para garantir que está livre para se mover. Se não se conseguir mover, o cirurgião também limpa a área em redor do forame neural, que é a passagem do nervo entre as duas vértebras. Quando o nervo se move livremente nesse espaço, os músculos e os tecidos moles são recolocados no seu lugar e a pele é suturada.

COMPLICAÇÕES

Tal como em todas as outras intervenções cirúrgicas importantes, também podem ocorrer complicações durante este procedimento. Algumas das complicações mais comuns após a microdiscectomia lombar são descritas abaixo.

- problemas com a anestesia

- tromboflebite

- infeção

- lesões nervosas

- dor contínua

Problemas com a anestesia

Quando o doente está a tomar outros medicamentos, pode surgir um problema devido à reação da anestesia administrada durante a cirurgia. É muito raro que o doente possa apresentar problemas com a própria anestesia. Além disso, os pulmões não se expandem bem quando o doente está sob anestesia, pelo que esta também pode afetar as funções dos pulmões.

Tromboflebite (coágulos sanguíneos)

A tromboflebite, também designada por trombose venosa profunda (TVP), pode ocorrer após qualquer procedimento. Ocorre devido à formação de coágulos de sangue nas grandes veias da perna. A perna afetada pode inchar, ficar quente e muito dolorosa ao toque. Isto pode causar embolia pulmonar (pulmonar significa pulmão, e embolia refere-se a um fragmento de algo que viaja através do sistema vascular). Durante a EP, os coágulos de sangue nas veias podem romper-se e deslocar-se para o pulmão, onde podem alojar-se nos capilares e cortar o fornecimento de sangue a essa parte do pulmão.

A TVP é uma complicação muito grave após a microdiscectomia se não for levada em consideração.

A forma mais adequada de reduzir o risco de TVP é fazer com que o doente se desloque o mais rapidamente possível após a microdiscectomia. Os métodos preventivos habitualmente utilizados são descritos a seguir.

- as meias de pressão são utilizadas para manter o sangue a circular nas pernas

- os medicamentos também podem ser utilizados para diluir o sangue e impedir a formação de coágulos sanguíneos

Infeção

A infeção após uma cirurgia à coluna vertebral é também uma complicação muito grave. Os antibióticos são utilizados para eliminar a infeção na pele do doente. As infecções que se propagam profundamente até aos ossos e tecidos moles da coluna vertebral são difíceis de tratar. Pode ser necessária uma cirurgia adicional para tratar a parte infetada se esta não recuperar apesar da utilização de antibióticos fortes.

Danos nos nervos

Pode ocorrer uma lesão da medula espinal ou dos nervos espinais durante um procedimento efectuado perto do canal espinal. A lesão da medula espinhal ou do nervo espinhal pode causar fraqueza muscular ou perda de sensibilidade nas áreas irrigadas pelo nervo.

Dor contínua

A discectomia é efectuada em doentes cuja principal queixa é a dor na perna antes da cirurgia. Alguns doentes podem também apresentar uma dor recorrente e contínua na perna, o que pode exigir uma nova intervenção cirúrgica. No entanto, um pequeno número de doentes pode apresentar esta complicação

PÓS-CIRURGIA

Após a cirurgia, o doente é orientado para movimentar as costas com cuidado e de forma confortável. O tubo de drenagem, se estiver ligado, é normalmente retirado no primeiro dia de pós-operatório da cirurgia. O doente tem alta para o seu domicílio assim que o seu estado clínico se tornar estável.

A maioria dos pacientes deixa o hospital no primeiro dia de pós-operatório. O doente é instruído para conduzir duas semanas após a cirurgia. As actividades de elevação e flexão são restringidas durante quatro a seis semanas. Os doentes regressam geralmente ao trabalho ligeiro normal em duas a quatro semanas e podem efetuar trabalhos mais pesados em cerca de três meses. Os doentes que têm de efetuar trabalhos extenuantes são instruídos no sentido de evitarem trabalhos pesados, até a sua condição ficar estável.

REABILITAÇÃO

Muitos cirurgiões não prescrevem fisioterapia em ambulatório após a cirurgia. A fisioterapia é geralmente recomendada durante seis a oito semanas após a discectomia. Mas a reabilitação completa pode demorar até três meses.

O paciente é instruído a fazer exercícios. Durante o tratamento, os exercícios activos são adicionados lentamente. Estes exercícios incluem a melhoria do coração e dos pulmões. Os melhores exercícios cardiovasculares após este tipo de cirurgia consistem em caminhar e nadar. São ensinados ao doente exercícios específicos que estabilizam a zona lombar, para melhorar o controlo dos músculos das costas.

A reabilitação inclui o ensino do doente sobre a forma de realizar movimentos e actividades. Esta forma de tratamento, designada por mecânica corporal, ajuda o doente a aprender novos hábitos de movimento e a desenvolver-se em conformidade. Este tipo de ensino é necessário para que o doente aprenda, uma vez que estas actividades fazem com que as suas costas fiquem em posições seguras e voltem ao trabalho e às actividades normais da vida diária. Em primeiro lugar, o doente é instruído sobre a forma de sair da cama. É adotado o método Log-roll para fazer o doente sentar-se e sair da posição deitada. O doente também recebe instruções para se vestir, realizar actividades da vida diária e quais as precauções a tomar ao transportar e levantar objectos. A reabilitação também inclui sugestões de formas alternativas de trabalho, de modo a tornar as suas costas seguras e livres de qualquer stress.

CAPÍTULO 2

REVISÃO DA LITERATURA

Existe um tipo diferente de literatura disponível no âmbito da lombalgia, da discectomia e da reabilitação após a discectomia. Estes estudos sustentam que os doentes obtêm melhores benefícios se participarem num programa de reabilitação ativa em comparação com a cirurgia isolada.

- A dor lombar é o tipo mais comum de dor sentida pelo doente adulto, com quase 8to10 pessoas a sofrerem de dor lombar durante a sua vida (1).

- A dor lombar é mais frequentemente causada por uma hérnia de disco intervertebral lombar (2).

- A hérnia de disco intervertebral lombar dá origem à síndrome radicular lombossacra, também designada por ciática. Esta síndrome é acompanhada de uma dor nos membros inferiores que se irradia abaixo do joelho numa zona da perna irrigada por uma ou mais raízes nervosas (3).

- A cirurgia lombar é muito comum na prática, com uma taxa de sucesso que varia entre 60 e 90%. O tratamento cirúrgico primário da hérnia discal intervertebral lombar é a microdiscectomia (4)

- A discectomia lombar é uma operação cirúrgica comum, mas os seus resultados clínicos são muito pouco definidos (5).

- Após a discectomia, existem muitos estudos que demonstram os benefícios do programa de reabilitação pós-operatória (6).

- Um estudo inclui programas de exercícios específicos ou gerais para o tronco e os seus efeitos nos resultados clínicos. Alguns estudos mostram efeitos positivos da reabilitação ativa iniciada 4-6 semanas após a discectomia (7).

- Enquanto alguns estudos mostram as diferenças entre dois grupos com e sem reabilitação após a cirurgia (8).

- Outros mostram uma variação considerável na utilização, intensidade e tipo de reabilitação após a cirurgia (9).

- Alguns doentes têm dores recorrentes nas costas ou nas raízes nervosas. Isto deve-se em parte a uma reabilitação incorrecta (10).

- Um dos estudos mostrou os resultados de um programa de reabilitação de seis meses, sem agravantes, baseado em exercícios de ginástica, com menos dias de baixa no ano pós-operatório seguinte. (11)

- Um dos estudos mostrou que se o programa de reabilitação for iniciado 4-6 semanas após a cirurgia, melhorará o resultado a curto prazo, mas também revela que as actividades não devem ser restringidas após a cirurgia. (12)

- A revisão também revelou que o doente regressará mais cedo ao trabalho se as restrições pós-operatórias forem removidas. (13)

- Um dos estudos estabeleceu que se negligencia a evidência da reabilitação que é iniciada imediatamente após a cirurgia, devido à falta de bons estudos sobre esta perspetiva. (12)

CAPÍTULO 3

OBJECTIVO DO ESTUDO

1. Avaliar se a intervenção fisioterapêutica imediata torna o paciente funcionalmente móvel de forma mais independente após a microdiscectomia lombar.

2. Dar recomendações para a reabilitação de doentes pós-microdiscectomia face a uma intervenção fisioterapêutica padrão antiga.

HIPÓTESE DE ESTUDO

1. Hipótese nula:

Não há diferença nos efeitos da intervenção de fisioterapia imediata e padrão em pacientes com discectomia lombar inferior ou lombo-sacra.

2. Hipótese alternativa:

Existe uma diferença nos efeitos da intervenção fisioterapêutica imediata e padrão em pacientes com discectomia lombar inferior ou lombo-sacra.

CAPÍTULO 4

MATERIAL E MÉTODOS

Local de estudo:

O estudo foi efectuado no Departamento de Neurocirurgia do Shifa International Hospital, Islamabad.

Desenho do estudo:

As amostras foram recolhidas através de um ensaio de controlo aleatório, simples cego.

Duração do estudo:

A duração do estudo foi de seis meses, de julho de 2013 a dezembro de 2013.

Tamanho da amostra:

O tamanho total da amostra foi de trinta. Foram divididos em dois grupos.

1. Grupo de intervenção fisioterapêutica imediata

2. Grupo de intervenção de fisioterapia padrão

Técnica de amostragem:

A amostra foi recolhida por amostragem não probabilística de conveniência.

Seleção da amostra:

Critérios de inclusão:

1. Primeira microdiscectomia lombar num único nível

2. Todos os pacientes pós-discectomia lombar inferior L4/L5 ou lombo-sacral L5/S1 serão incluídos no estudo.

3. Pacientes com idade maior que 20 anos e menor que 60 anos ou/e sem qualquer outra doença significativa/procedimento será incluído neste estudo.

4. Serão incluídos no estudo pacientes de ambos os sexos.

Critérios de exclusão:

1. Discectomia anterior

2. Todos os outros pacientes dos níveis lombar e sacral da coluna vertebral serão excluídos do estudo.

3. Os doentes com idade inferior a 20 anos e superior a 60 anos e/ou com qualquer outra doença/procedimento significativo serão excluídos deste estudo.

METODOLOGIA

Os doentes afectados ao grupo de intervenção de fisioterapia imediata foram sujeitos a exercício e deambularam após 6 horas, quando o doente estava consciente da anestesia após a cirurgia. A sessão de exercícios consistiu na flexão ativa de uma anca e de um joelho em direção ao tórax, em bombas activas para o tornozelo e na elevação da perna direita dentro da amplitude de movimento disponível e da tolerância. Estes movimentos foram efectuados numa perna e depois na outra, com uma frequência de 10 repetições em cada perna. Os doentes foram mobilizados para fora da cama utilizando o método log-rolling e tornaram-se independentes.

Os doentes do grupo de intervenção de fisioterapia padrão foram submetidos à mesma sessão de exercícios, mas foram ajudados a deambular ao fim de 24 horas; esta foi a única diferença entre o grupo de intervenção e o grupo padrão.

Os resultados funcionais de ambos os grupos foram avaliados pelo Índice de Incapacidade de Oswestry no pós-operatório, que foi medido pelo fisioterapeuta da enfermaria da coluna vertebral.

Procedimento de recolha de dados:

Para a recolha de dados dos doentes, foi utilizado um formulário de consentimento, juntamente com um formulário performativo. Encontra-se no apêndice A. Foi utilizado um questionário para medir o índice de incapacidade de Oswestry tanto para os doentes do grupo de mobilização imediata como para os do grupo de mobilização padrão. O questionário encontra-se no apêndice B.

Procedimento de análise de dados:

Os resultados foram analisados com recurso ao Statistical Pacckage for the Social Sciences Versão 20.

Objetivo do estudo:

O estudo pode avaliar a importância da velocidade de recuperação para a mobilidade independente, a aptidão para a alta e o regresso precoce ao trabalho, da intervenção fisioterapêutica imediata versus a tradicional em doentes pós-discectomia, o que resulta numa diminuição do tempo de permanência do doente no hospital e dos custos para os cuidados de saúde.

CAPÍTULO 5

RESULTADOS

Um total de trinta pacientes foi incluído neste estudo. Quinze (50,0%) indivíduos foram incluídos no grupo de mobilização imediata, enquanto quinze (50,0%) foram incluídos no grupo de mobilização padrão. A faixa etária dos indivíduos variou de vinte e um anos a sessenta anos. A média de idade dos sujeitos foi de 41,10 ± 11,27. A curva de distribuição normal é mostrada na Tabela 1. A idade foi categorizada em quatro grupos. A frequência e as percentagens de doentes de cada grupo são apresentadas na Tabela 3.

Todos os trinta sujeitos foram categorizados em grupos de acordo com o seu género, estado civil e ocupação; a frequência e a percentagem são apresentadas na tabela 2.

A escala de incapacidade de oswestry variou entre 14 e 74%. A média ± DP da escala de incapacidade de oswestry do grupo de mobilização imediata foi de 28,40 ± 5,99, enquanto a média ± DP da escala de incapacidade de oswestry do grupo de mobilização padrão foi de 42,80 ± 14,20. A diferença foi estatisticamente significativa; *o valor de p* foi apresentado na tabela 4. A diferença média entre os dois grupos situa-se entre o limite inferior e superior do Intervalo de Confiança ($X=14$,40, IC:6,24-22,55)

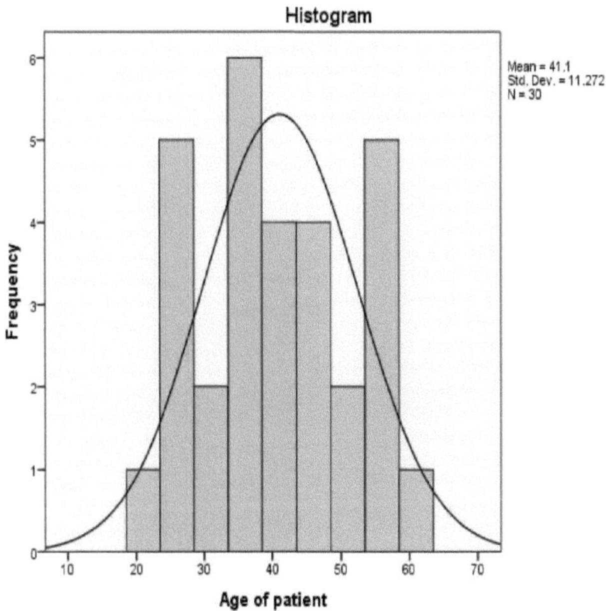

Tabela 1: Representação gráfica das idades dos doentes submetidos a discectomia

Tabela 2: Frequência e percentagens de acordo com o género, estado civil e profissão

	Frequency	Percentage (%)
Gender:		
Male	15	50
Female	15	50
Marital status:		
Married	23	76.7
Un-married	07	23.3
Occupation:		
Office work	11	36.7
Labor work	11	36.7
House work	8	26.6

Tabela 3: Representação gráfica dos pacientes de acordo com a sua frequência e percentagens

entre os diferentes grupos etários

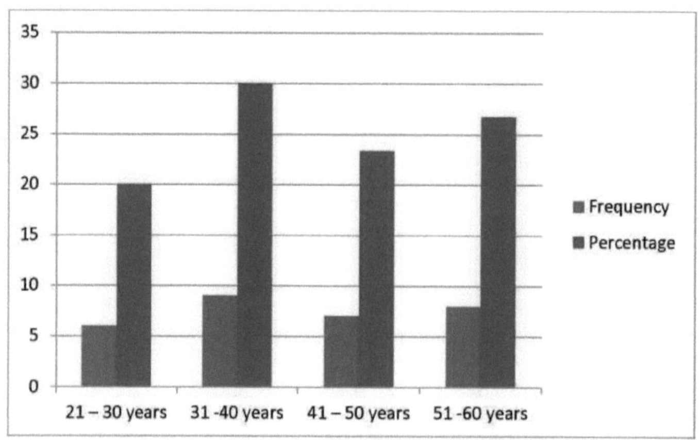

Table 4: *p*-value of oswestry disability between immediate mobilization group and standard mobilization group			
	Mean	**SD**	***p*-value**
immediate mobilization group	28.40	5.99	0.001*
standard mobilization group	42.80	14.20	

Diferença estatisticamente significativa

CAPÍTULO 6

DISCUSSÃO

A investigação concluiu que existem efeitos funcionalmente melhores da mobilização independente imediata em comparação com a mobilização independente padrão. A diferença foi estatisticamente significativa entre os dois grupos de mobilização precoce e padrão. No Reino Unido, foram obtidos os mesmos resultados. De acordo com esse estudo, o início imediato dos exercícios após a primeira microdiscectomia lombar de nível único permitiu que os doentes se tornassem independentes mais rapidamente em comparação com a mobilização independente padrão (14). Os nossos resultados também indicaram que a mobilização imediata dos doentes com microdiscectomia pode permitir-lhes ter alta mais cedo. Os resultados foram idênticos aos de estudos anteriores (14).

Os resultados desta investigação também mostram estudos anteriores que demonstraram benefícios da intervenção de reabilitação pós-operatória na maioria dos programas, no entanto este estudo reflecte que os exercícios e a mobilização podem começar mais cedo do que os estudos anteriormente apresentados. Estudos anteriores iniciam os exercícios e a mobilização no primeiro dia de pós-operatório, com a maioria dos estudos a iniciar os exercícios dias ou meses após a cirurgia, com menos estudos a sugerir o início dos exercícios e da mobilização no dia da cirurgia.

O presente estudo mostra que, apesar do pequeno tamanho da amostra, foram encontradas diferenças estatisticamente significativas no Oswestry Disability Index de ambos os grupos.

50, os dados deste estudo confirmam que a remoção das restrições de atividade pós-operatória e o início de exercícios e mobilização precoces produziram melhores resultados.

O grupo de intervenção imediata tornou-se funcionalmente móvel de forma significativamente mais rápida do que o grupo de intervenção padrão e, além disso, este grupo regressou ao trabalho mais rapidamente.

Importância do estudo:

Este estudo tem várias implicações clínicas e de investigação. Os resultados, se confirmados num ensaio maior, podem levar a uma mudança de prática na intervenção de exercício em doentes pós-operatórios de microdiscectomia, com potencial para reduzir o tempo de permanência pós-operatória no hospital. Isto tem implicações económicas para a saúde, bem como a potencial melhoria dos resultados.

CAPÍTULO 7

CONCLUSÃO:

Este estudo inspeccionou os efeitos da realização de exercícios e mobilização no dia da cirurgia, acelerando a independência funcional e a aptidão para a alta. Apesar do pequeno tamanho da amostra, os pacientes do grupo de intervenção imediata tornaram-se funcionalmente independentes mais rapidamente do que os pacientes do grupo padrão. Os doentes submetidos a microdiscectomia de nível único devem iniciar os exercícios e a mobilização após 6 horas da cirurgia e tornar-se independentes no mesmo dia.

RECOMENDAÇÃO

Devido à escassez de tempo e ao pequeno tamanho da amostra, recomenda-se que um estudo mais pormenorizado seja mais valioso para esta questão. Assim, recomenda-se um estudo de investigação com uma amostra de grandes dimensões e um programa de tratamento longo para explorar os efeitos a longo prazo do início imediato e normal de exercícios e mobilização em doentes pós-microdiscectomia.

LIMITAÇÃO

Este estudo tem algumas limitações, nomeadamente

- A pequena dimensão da amostra acima referida

- O acompanhamento dos doentes após a alta não é efectuado, uma vez que o objetivo principal do estudo era encontrar uma mobilidade funcionalmente independente após a discectomia

- O estudo foi realizado em pacientes de neurocirurgiões do mesmo hospital de Islamabad. Este estudo também pode ser alargado a outros hospitais de cuidados terciários.

CAPÍTULO 8

REFERÊNCIAS

[1]   Hebert JJ, Marcus RL, Koppenhaver SL, Fritz JM. Reabilitação pós-operatória após discectomia lombar com quantificação da morfologia e função do músculo do tronco: um relato de caso e revisão da literatura. J Orthop Sports Phys Ther. 2010;40(7):402-12. Epub 2010/07/02.

[2]   Poppert EM, Kulig K. Reabilitação após discectomia lombar. Phys Ther. 2013;93(5):591-6. Epub 2013/03/02.

[3]   Oosterhuis T, van Tulder M, Peul W, Bosmans J, Vleggeert-Lankamp C, Smakman L, et al. Effectiveness and cost-effectiveness of rehabilitation after lumbar disc surgery (REALISE): design of arandomised controlled trial. BMC Musculoskelet Disord. 2013;14:124. Epub 2013/04/09.

[4]   Manish Nagpal MM, Abha Sachdev. Desenvolvimento e avaliação do folheto de educação pré-operatória do paciente baseado em evidências na discectomia lombar. Int J Physiother Res. 2014;2(1):359 -64.

[5]   Hebert JJ, Fritz JM, Thackeray A, Koppenhaver SL, Teyhen D. Reabilitação multimodal precoce após cirurgia ao disco lombar: um ensaio clínico aleatório que compara os efeitos de dois programas de exercício nos resultados clínicos e na função do músculo multifidus lombar. Br J Sports Med. 2013. Epub 2013/09/14.

[6]   McGregor AH, Dore CJ, Morris TP, Morris S, Jamrozik K. Function after spinal treatment, exercise and rehabilitation (FASTER): improving the functional outcome of spinal surgery. BMC Musculoskelet Disord. 2010;11:17. Epub 2010/01/28.

[7]   Oestergaard LG, Nielsen CV, Bunger CE, Svidt K, Christensen FB. O efeito do momento da reabilitação no desempenho físico após a fusão da coluna lombar: um estudo clínico randomizado. Eur Spine J. 2013;22(8):1884-90. Epub 2013/04/09.

[8]   Sadat Be. A função do paciente na reabilitação precoce (pacientes internados) após cirurgia

de disco lombar. Jornal Médico da Universidade de Ciências Médicas e Serviços de Saúde deTabriz. 2013;40(4):12-7.

[9]   Morris S, Morris TP, McGregor AH, Dore CJ, Jamrozik K. Function after spinal treatment, exercise, and rehabilitation: cost-effectiveness analysis based on a randomized controlledtrial. Spine (Phila Pa 1976). 2011;36(21):1807-14. Epub 2011/04/21.

[10]   McGregor AH, Burton AK, Sell P, Waddell G. The development of an evidencebased patient booklet for patients undergoing lumbar discectomy and un-instrumented decompression. Eur Spine J. 2007;16(3):339-46. Epub 2006/05/12.

[11]   Donaldson BL, Shipton EA, Inglis G, Rivett D, Frampton C. Comparação de aconselhamento cirúrgico usual versus um programa de reabilitação de exercícios baseado em ginásio de seis meses não agravante pós-discectomia lombar: resultados em um ano de acompanhamento. Spine J. 2006;6(4):357- 63.Epub2006/07/11.

[12]   Ostelo RW, de Vet HC, Waddell G, Kerckhoffs MR, Leffers P, van Tulder M. Rehabilitation following first-time lumbar disc surgery: a systematic review within the framework of the cochrane collaboration. Spine (Phila Pa 1976). 2003;28(3):209-18. Epub 2003/02/05.

[13]   Carragee EJ, Helms E, O'Sullivan GS. São necessárias restrições de atividade no pós-operatório após discectomia lombar posterior? Um estudo prospetivo dos resultados em 50 casos consecutivos. Spine (PhilaPa 1976). 1996;21(16):1893-7. Epub 1996/08/15.

[14]   Newsome RJ, May S, Chiverton N, Cole AA. Um ensaio prospetivo e aleatório de exercício imediato após microdiscectomia lombar: um estudo preliminar. Fisioterapia. 2009;95(4):273-9. Epub 2009/11/07.

Apêndice A

PERFORMA

OS EFEITOS DA UTILIZAÇÃO IMEDIATA OU NORMAL

FISIOTERAPIA EM PACIENTES PÓS-MICRO-DISECTOMIA

O estudo não tem qualquer potencial de dano para os participantes. Todos os dados recolhidos serão codificados de forma a proteger a sua identidade e não devem ser divulgados a ninguém. Após o estudo, não haverá forma de associar o seu nome aos seus dados. As suas respostas às perguntas não afectarão a qualidade do tratamento que lhe será dado. Qualquer informação adicional sobre os resultados do estudo ser-lhe-á fornecida no final do mesmo, a seu pedido.

O participante é livre de se retirar do estudo em qualquer altura. Concorda em participar, indicando que leu e compreendeu a natureza do estudo e que todas as suas questões relativas às actividades foram respondidas de forma satisfatória.

Nome: **Idade:**

Sexo: **Profissão:**

Estado civil:

Endereço: **Número de contacto:**

História da apresentação da queixa:

Nível espinal da operação:

Gestão:

Grupo I:

Grupo-II:

Resultados do estudo:

Variable	Score	Percentage
Oswestry – 0/50		

Observações:

Assinatura

Apêndice B

Performa do doente para deteção do teste de Oswestry:

Nome do doente: Ficheiro#

Data:

Este questionário foi concebido para fornecer ao fisioterapeuta informações sobre a forma como as suas dores nas costas afectaram a sua capacidade de gerir a sua vida. Por favor, responda a todas as secções e assinale em cada secção apenas a ÚNICA caixa que se aplica a si. Sabemos que pode considerar que duas das afirmações de uma secção se referem a si, mas por favor   marque a caixa que melhor descreve o seu problema.

SECÇÃO 1 - INTENSIDADE DA DOR

A dor vai e vem e é muito ligeira.

A dor é ligeira e não varia muito.

As dores vão e vêm e são moderadas.

A dor é moderada e não varia muito.

As dores vão e vêm e são muito fortes.

As dores são fortes e não variam muito.

SECÇÃO 2-CUIDADOS PESSOAIS

Não teria de mudar a minha forma de me lavar ou de me vestir para evitar a dor.

Normalmente, não mudo a minha forma de me lavar ou vestir, mesmo que isso me cause alguma dor.

Lavar-me e vestir-me aumenta a dor, mas não consigo mudar a minha forma de o fazer.

Lavar-me e vestir-me aumenta a dor e considero necessário mudar a minha forma de o fazer.

Devido às dores, não consigo lavar a roupa e vestir-me sem ajuda.

Devido às dores, não consigo lavar-me e vestir-me sem ajuda.

SECÇÃO 3-LEVANTAMENTO

Posso levantar pesos pesados sem dores adicionais.

Posso levantar pesos pesados, mas isso causa-me dores adicionais.

A dor impede-me de levantar pesos pesados do chão, mas consigo fazê-lo se estiverem convenientemente posicionados (por exemplo, numa mesa).

A dor impede-me de levantar pesos do chão.

A dor impede-me de levantar pesos pesados, mas consigo levantar pesos leves ou médios se estiverem convenientemente posicionados.

Só consigo levantar pesos muito leves, no máximo. SECÇÃO 4-CAMINHADA

Não tenho dores ao andar.

Tenho algumas dores ao caminhar, mas não aumentam com a distância. Não consigo andar mais de um quilómetro sem aumentar a dor.

Não consigo andar mais de 800 metros sem aumentar as dores. Não consigo andar mais de 1,5 km sem aumentar as dores. Não consigo andar de todo sem aumentar as dores.

SECÇÃO 5-SENTAR

Posso sentar-me em qualquer cadeira o tempo que quiser.

Só me posso sentar na minha cadeira preferida o tempo que quiser. A dor impede-me de estar sentado mais de uma hora. A dor impede-me de estar sentado mais de meia hora. A dor impede-me de estar sentado mais de 10 minutos.

Evito sentar-me porque a dor aumenta de imediato.

SECÇÃO 6-PERMANÊNCIA

Posso estar de pé o tempo que quiser sem dores.

Tenho algumas dores ao levantar-me, mas não aumentam com o tempo.

Não consigo estar de pé durante mais de uma hora sem aumentar as dores.

Não consigo estar de pé durante mais de meia hora sem aumentar as dores.

Não consigo estar de pé durante mais de 10 minutos sem aumentar as dores.

Evito estar de pé porque a dor aumenta de imediato.

SECÇÃO 7 - DORMIR Não tenho dores na cama.

Tenho dores na cama, mas isso não me impede de dormir bem.

Por causa da dor, a minha noite normal de sono é reduzida em menos de 1/4.

Devido à dor, a minha noite normal de sono é reduzida em menos de 1/2.

Devido às dores, a minha noite normal de sono é reduzida em menos de 3/4.

A dor impede-me de dormir.

SECÇÃO 8 - VIDA SOCIAL

A minha vida social é normal e não me causa qualquer dor.

A minha vida social é normal, mas aumenta com o grau de dor.

A dor não tem qualquer efeito significativo na minha vida social, para além de limitar os meus interesses mais energéticos, por exemplo, a dança, etc.

A dor limitou a minha vida social e não saio com muita frequência.

A dor limitou a minha vida social à minha casa.

Quase não tenho vida social por causa das dores. SECÇÃO 9 - VIAGENS

Não sinto dores durante a viagem.

Tenho algumas dores quando viajo, mas nenhuma das minhas formas habituais de viajar as agrava.

Sinto dores adicionais quando viajo, mas isso não me obriga a procurar formas alternativas de viajar.

Sinto dores adicionais quando viajo, o que me obriga a procurar formas alternativas de viajar.

A dor limita todas as formas de deslocação.

A dor impede todas as formas de deslocação, exceto a deitada.

SECÇÃO 10 - ALTERAÇÃO DO GRAU DE DOR

As minhas dores estão a melhorar rapidamente.

As minhas dores variam, mas estão definitivamente a melhorar.

As minhas dores parecem estar a melhorar, mas, de momento, a melhoria é lenta.

As minhas dores não estão a melhorar nem a piorar.

As minhas dores estão a piorar gradualmente.

As minhas dores estão a piorar rapidamente.

Instruções:

Cada secção tem 6 respostas possíveis. A afirmação 1 é classificada com 0 pontos; a afirmação 6 é classificada com 5 pontos. Assim, é possível obter uma pontuação total de 50 pontos, o que indicaria uma incapacidade de 100%. Assim, por exemplo, uma pontuação total de 10 pontos num total de 50 possíveis constituiria uma incapacidade de 20%.

A seguinte interpretação das pontuações de incapacidade foi extraída dos criadores do sistema Oswestry (457): 0%-20%: Incapacidade mínima

Este grupo consegue lidar com a maioria das actividades de vida. Normalmente, não é indicado qualquer tratamento, para além de conselhos sobre o levantamento de pesos, a postura sentada, a condição física e a dieta. Neste grupo, alguns doentes têm especial dificuldade em estar sentados, o que pode ser importante se a sua ocupação for sedentária, por exemplo, um datilógrafo ou um condutor de camião.

20%-40% Deficiência moderada

Este grupo tem mais dores e problemas para se sentar, levantar e ficar de pé. As deslocações e a vida social são mais difíceis e é possível que não trabalhem. Os cuidados pessoais, a atividade sexual* e o sono não são grandemente afectados, e a doença das costas pode, em geral, ser gerida por meios conservadores.

40%-60%: Incapacidade grave

A dor continua a ser o principal problema neste grupo de doentes, mas as deslocações, os cuidados pessoais, a vida social, a atividade sexual* e o sono também são afectados. Estes doentes requerem uma investigação pormenorizada.

60%-80%: Aleijado

A dor nas costas afecta todos os aspectos da vida destes doentes - tanto em casa como no trabalho -
e é necessária uma intervenção positiva.

80%-100%

Estes doentes ou estão acamados ou exageram os seus sintomas. Isto pode ser avaliado através da
observação cuidadosa do doente durante o exame médico.

6. Recomenda-se que os médicos concentrem as suas discussões sobre os resultados com os doentes
em termos positivos, em vez de comunicarem as pontuações de incapacidade. Por exemplo,
assinalar a melhoria de 10% num teste subsequente.

* Nota: na versão revista do questionário Oswestry, as perguntas sobre a vida sexual foram
substituídas por perguntas sobre o lazer.

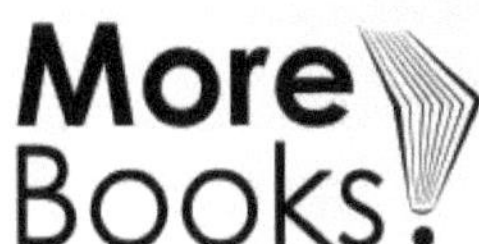

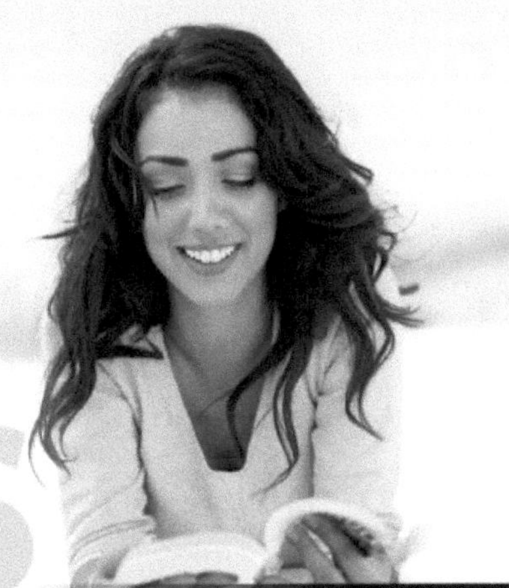

yes

I want morebooks!

Buy your books fast and straightforward online - at one of world's fastest growing online book stores! Environmentally sound due to Print-on-Demand technologies.

Buy your books online at
www.morebooks.shop

Compre os seus livros mais rápido e diretamente na internet, em uma das livrarias on-line com o maior crescimento no mundo! Produção que protege o meio ambiente através das tecnologias de impressão sob demanda.

Compre os seus livros on-line em
www.morebooks.shop

info@omniscriptum.com
www.omniscriptum.com

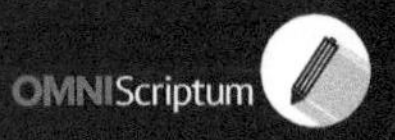

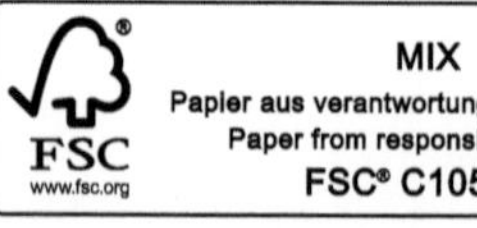

FSC
www.fsc.org
MIX
Papier aus verantwortungsvollen Quellen
Paper from responsible sources
FSC® C105338